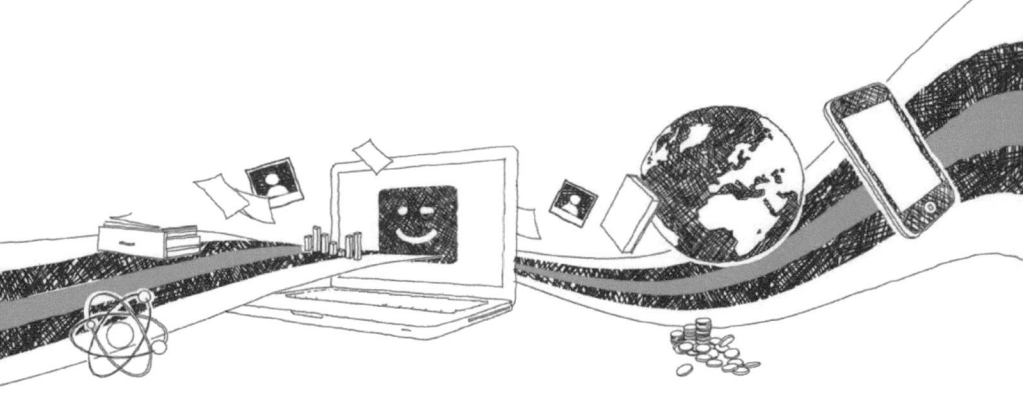
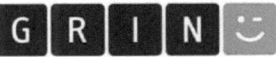

Bibliografische Information der Deutschen Nationalbibliothek:

Die Deutsche Bibliothek verzeichnet diese Publikation in der Deutschen National-bibliografie; detaillierte bibliografische Daten sind im Internet über http://dnb.d-nb.de/ abrufbar.

Dieses Werk sowie alle darin enthaltenen einzelnen Beiträge und Abbildungen sind urheberrechtlich geschützt. Jede Verwertung, die nicht ausdrücklich vom Urheberrechtsschutz zugelassen ist, bedarf der vorherigen Zustimmung des Verlages. Das gilt insbesondere für Vervielfältigungen, Bearbeitungen, Übersetzungen, Mikroverfilmungen, Auswertungen durch Datenbanken und für die Einspeicherung und Verarbeitung in elektronische Systeme. Alle Rechte, auch die des auszugsweisen Nachdrucks, der fotomechanischen Wiedergabe (einschließlich Mikrokopie) sowie der Auswertung durch Datenbanken oder ähnliche Einrichtungen, vorbehalten.

Impressum:

Copyright © 2019 GRIN Verlag
Druck und Bindung: Books on Demand GmbH, Norderstedt Germany
ISBN: 9783346236838

Dieses Buch bei GRIN:

https://www.grin.com/document/917086

Arno Peise

Konzepte und Strategien der individuellen Gesundheitsförderung

GRIN Verlag

GRIN - Your knowledge has value

Der GRIN Verlag publiziert seit 1998 wissenschaftliche Arbeiten von Studenten, Hochschullehrern und anderen Akademikern als eBook und gedrucktes Buch. Die Verlagswebsite www.grin.com ist die ideale Plattform zur Veröffentlichung von Hausarbeiten, Abschlussarbeiten, wissenschaftlichen Aufsätzen, Dissertationen und Fachbüchern.

Besuchen Sie uns im Internet:

http://www.grin.com/

http://www.facebook.com/grincom

http://www.twitter.com/grin_com

Deutsche Hochschule für
Prävention und Gesundheitsmanagement
Hermann Neuberger Sportschule 3
66123 Saarbrücken

<u>Bitte ankreuzen:</u>

__x__ **Hausarbeit**

_____ **Skript**

Name, Vorname.	Peise, Arno
Modul:	Konzepte und Strategien der individuellen Gesundheitsförderung
Studiengang:	Gesundheitsmanagement
Datum Präsenzphase:	18.02.2019 – 20.02.2019
Studienort:	Hamburg
Aufgabe:	Entwicklung einer Präventionsmaßnahme in Form eines Kursprogramms in einem der prioritären Handlungsfelder gemäß den im „Leitfaden Prävention – Gemeinsame und einheitliche Handlungsfelder und Kriterien des GKV-Spitzenverbandes zur Umsetzung von §§ 20 und 20a SGB V vom 21. Juni 2000 in der Fassung vom 09. Januar 2017".

Inhaltsverzeichnis

1 INFORMATIONEN ZUR PRÄVENTIONSMASSNAHME........................3

1.1 Mit Bewegung Gesund in die Zukunft...3

1.2 Handlungsfeld und Präventionsprinzip...3

1.3 Bedarfsermittlung der Maßnahme..3

    1.3.1 Prävalenz und epidemiologische Daten zu Rückenschmerzen...................................3

    1.3.2 Ursachen und Risikofaktoren von Rückenschmerzen...4

    1.3.3 Gesundheitliche Auswirkungen und Risiken von Rückenschmerzen.............................4

1.4 Wirksamkeitsnachweis..5

1.5 Zielgruppe...6

1.6 Ziele der Maßnahme..6

    1.6.1 Förderung physischer Gesundheitsfaktoren...6

    1.6.2 Förderung psychosozialer Gesundheitsfaktoren...7

    1.6.3 Förderung und Gewöhnung an körperliche Aktivität..7

2 GROBPLANUNG DES KURSPROGRAMMS.........................8

2.1 Begründung Kursinhalt I:..9

2.2 Begründung Kursinhalt II:...9

2.3 Begründung Kursinhalt III:..9

3 DETAILPLANUNG DES KURSPROGRAMMS.....................10

4 DOKUMENTATION UND EVALUATION DES KURSPROGRAMMS.........20

5 LITERATURVERZEICHNIS..21

6 TABELLENVERZEICHNIS...23

7 ANHANG...24

1 Informationen zur Präventionsmaßnahme

1.1 Mit Bewegung gesund in die Zukunft

„Mit Bewegung gesund in die Zukunft" ist die Bezeichnung für das Kursangebot in der Primärpräventionsmaßnahme. Hierbei soll durch das Vermeiden von Fachtermini eine möglichst große Zielgruppe angesprochen werden, welche an unspezifischen Rückenschmerzen aufgrund von Bewegungsmangel oder anderen Faktoren leidet. Unabhängig von Alter, Geschlecht oder sozialem Stand hat der Begriff „Bewegung" für jeden Menschen eine ganz individuelle Bedeutung und einen unterschiedlichen Stellenwert im Leben. Mit der neutralen Bezeichnung wird auf keine spezielle Krankheit oder ein besonderes Leiden hingewiesen, sodass der angesprochene Personenkreis möglichst groß ist. „Gesund in die Zukunft" vermittelt den Präventionsgedanken einer möglichst beschwerdefreien Zeit mit Hilfe von Maßnahmen während des Kurses und begleitend danach.

1.2 Handlungsfeld und Präventionsprinzip

Das Programm orientiert sich an dem Handlungsfeld Bewegungsgewohnheiten als Präventionsprinzip der individuellen verhaltensbezogenen Primärprävention im Leitfaden des GKV-Spitzenverband (2017, S. 51). Demnach werden Inhalte der Förderung gesundheitssportlicher Aktivitäten zur Reduktion von Bewegungsmangel vermittelt. Hinzu kommen auch Programme zur verhaltens- und gesundheitsorientierten Bewegung als Vorbeugung und Reduzierung spezieller gesundheitlicher Risiken entsprechend der Vorgabe des GKV-Spitzenverbandes (2017, S. 51).

1.3 Bedarfsermittlung der Maßnahme

1.3.1 Prävalenz und epidemiologische Daten zu Rückenschmerzen

Rückenschmerzen weisen eine hohe Prävalenz in der deutschen Bevölkerung aus. Jeder sechste Mann und jede vierte Frau geben an, in den letzten 12 Monaten einmal unter chronischen Rückenschmerzen gelitten zu haben. Hierbei handelt es sich um Schmerzen, welche über einen Zeitraum von mindestens 3 Monaten fast jeden Tag auftreten (Robert Koch-Institut, 2015, S. 69). Noch deutlicher wird das Bild in Betrachtung der Lebenszeitprävalenz in verschiedenen Regionen mit einem Wert zwischen 74% und

85% (Raspe, 2012, S. 13). Zur Schärfung des Bewusstseins für Ursachen und wirksame Verhaltensänderungen ist eine geeignete Präventionsmaßnahme dringend erforderlich. 44% der Personen die mindestens einmal im Monat unter Rückenschmerzen leiden geben an, die Symptome mit Schmerzmitteln zu bekämpfen. Unter den 30–59 Jährigen sind es sogar 50%, wobei die Altersgruppe von 18–29 bevorzugt auf Schmerzsalben und Wärmepflaster zurückgreift (Statista, 2017).

1.3.2 Ursachen und Risikofaktoren von Rückenschmerzen

Die Ursachen von Rückenschmerzen sind nicht immer eindeutig ermittelbar. Dies bestätigt die Statistik. Nicht spezifische Rückenschmerzen machen etwa 80% der gemeldeten Fälle aus (Raspe, 2012, S. 10). Zwar gibt es bestimmte Risikofaktoren welche ein Auftreten von Rückenschmerzen begünstigen, beispielsweise schwere körperliche Arbeit oder psychosoziale Belastungen, jedoch hängt es in den meisten Fällen von den individuellen Vorgeschichten der betroffenen Personen ab (Raspe, 2012, S. 10–11). Die Leitlinie für nicht spezifischen Kreuzschmerz führt ebenfalls eine geringe körperliche Kondition als Faktor auf (BÄK, KBV & AWMF, 2017, S. 18). Demnach stellt das körperliche Aktivitätsverhalten der deutschen Bevölkerung einen Risikofaktor dar. Etwa 79,6% der Erwachsenen im Alter von 18–79 Jahren erreichen die Bewegungsempfehlung der WHO (Weltgesundheitsorganisation) nicht. In Abhängigkeit vom Sozialstatus traten keine wesentlichen Unterschiede auf (Krug et al., 2013, S. 765–771).

1.3.3 Gesundheitliche Auswirkungen und Risiken von Rückenschmerzen

Die gesellschaftlichen Auswirkungen von Rückenbeschwerden werden in Angaben der Krankenkassen deutlich. Auf dem ersten Platz der AU-Tage (Arbeitsunfähigkeitstage) der deutschen Krankenkassen liegen Rückenschmerzen (Knieps & Pfaff, 2015, S. 81; Raspe, 2012, S. 15). Im Jahr 2010 gab es beispielsweise bei den AOK-Pflichtmitgliedern 14,5 Mio. AU-Tage aufgrund von Rückenschmerzen (Raspe, 2012, S. 15). Der hierdurch verursachte Schaden ist gewaltig. Neben den Krankheitskosten, welche im Jahr 2008 etwa 9 Mrd. Euro betrugen, kommen die Ausfälle der Bruttowertschöpfung hinzu (Raspe, 2012, S. 16). Bislang sind Rückenschmerzen noch zu keiner Dauererkrankung geworden. 44,2% der Arbeitsunfähigkeitstage der BKK-Erkrankten fallen auf Personen mit Rückenschmerzen an, jedoch sind nur 4,3% länger als sechs Wochen ausgefallen (BKK, 2013, S. 35). Eine Präventionsmaßnahme, um diese Ausfälle zu vermeiden und sowohl Kosten in der Behandlung als auch in der Wertschöpfung zu reduzieren, ist somit begründet.

1.4 Wirksamkeitsnachweis

Im Folgenden wird die Leitlinie für nicht spezifischen Kreuzschmerz vorgestellt. Die Handlungsempfehlungen beinhalten lediglich die, für die Ausarbeitung der Präventions- maßnahme relevanten, nicht medikamentösen, Behandlungsmethoden mit dem entspre- chenden Empfehlungsgrad.

Tabelle 1: Wissenschaftlicher Nachweis als Handlungsempfehlung zur Prävention von Rücken- schmerzen (eigene Darstellung, modifiziert nach BÄK, KBV, AWMF, 2017)

Bibliografischer Nachweis	Bundesärztekammer (BÄK), Kassenärztliche Bundesvereinigung (KBV), Arbeitsgemeinschaft der Wissenschaftlichen Medizinischen Fachgesellschaften (AWMF). Nationale VersorgungsLeitlinie Nicht-spezifischer Kreuzschmerz – Langfassung. (2. Aufl., Version 1. 2017).
Handlungsempfehlung A: SOLL	- Bewegungstherapie mit edukativen Maßnahmen - kognitive Verhaltenstherapie - körperliche Bewegung zur Vermeidung und Verkürzung von Kreuzschmerzepisoden - eine individuell umsetzbare Bewegungsform - Information und Schulung über Entstehung und Verlauf von Kreuzschmerzen - Maßnahmen am Arbeitsplatz zur Prävention - Vorbereitung auf die eigenverantwortliche körperliche Aktivität nach der Behandlung
Handlungsempfehlung 0: KANN	- Akupunktur - Bewegungstherapie bei unzureichendem Heilungsverlauf - Mobilisation - Rückenschule mit biopsychosozialen Ansatz - Wärmetherapie (Selbstmanagement)
Erläuterung der Bedeu-tung der Handlungsemp-fehlung für die geplante Präventionsmaßnahme	Die klaren Handlungsempfehlungen beinhalten sowohl sozial kognitive Ansätze, als auch körperliche Bewegungsmaßnahmen in unterschiedlichen Bereichen. Somit sind eine Vermittlung zwischen theoretischen Zusammenhängen, praktischen Anleitungen und eine reguläre Weiterbildung zur Umsetzung des Erlernten im All-tag für die Maßnahme empfehlenswert. Das bedeutet für die Maßnahme, eine Aufteilung der Unterrichts-inhalte in praktische und theoretische Abschnitte. Diese sollten leicht verständlich und für die betroffenen Personen im Alltag umsetzbar sein. Während der gesamten Maßnahme spielen die Motivation, Volition und eine Bewusstseinsbildung eine entschei-dende Rolle. Passive Verfahren wie Bettruhe oder Massagen werden nicht empfohlen. Die Teilnehmer der Präventionsmaßnah-me sollten demnach langfristig im Sinne eines Empowerment von einer aktiven Handlungsmentalität überzeugt werden.

1.5 Zielgruppe

In der nachfolgenden Tabelle wird die Zielgruppe der geplanten Präventionsmaßnahme „Mit Bewegung gesund in die Zukunft" genauer dargestellt.

Tabelle 2: Eigenschaften der Zielgruppe zur Präventionsmaßnahme (eigene Darstellung)

Geschlecht	männlich und weiblich
Alter in Jahren	18–79
Bildungsgrad	unabhängig, niedrig bevorzugt
Berufliche Stellung	unabhängig
Sozialstatus	niedrig oder geringes Einkommen bevorzugt, weil das Risiko für Rückenschmerzen hier erhöht ist (Raspe, 2012, S. 11).
BMI	24,9–29,9
Bewegungsverhalten	körperliche Inaktivität bevorzugt (Engeroff & Füzéki, 2017, S. 78). wiederkehrend lange, monotone Körperhaltung (Sitzen, Stehen)
Ernährungsgewohnheiten	normal
Alkoholkonsum	normal
Tabakkonsum	normal
Stressbelastungen	subjektive Belastungsskala 5 oder mehr (Skala von 1–10)
Bestehende Beschwerden	unregelmäßiger, unspezifischer Rückenschmerz in den letzten 12 Monaten
Kontraindikationen	Kontraindikationen entsprechend der Konföderation der deutschen Rückenschule, beispielsweise akuter Rückenschmerz, Erkrankungen des Bewegungsapparates wie Bandscheibenvorfälle (KddR, 2006, S. 3).

1.6 Ziele der Maßnahme

Im Folgenden werden drei übergeordnete Ziele für den Präventionskurs unter Berücksichtigung der in 1.3 ausgearbeiteten Befunde und in 1.4 ermittelten Wirksamkeitsnachweise dargestellt und begründet.

1.6.1 Förderung physischer Gesundheitsfaktoren

Begründung: Im ersten übergeordneten Ziel dreht sich alles um die motorischen Grundfertigkeiten als Komponente der Gesundheitsförderung. Speziell in der Vermittlung von Theorie und Praxis in den Bereichen Ausdauer, Kraft, Dehn-, Koordinations- und Entspannungsfähigkeit wird auf die Bedeutung und Umsetzung als Grundvoraussetzung für einen gesunden Alltag hingewiesen. Die Teilnehmer sollen einen Zusammenhang zwischen der Bewegungs- und Haltefunktion der Körperbestandteile und deren Einfluss auf die Wirbelsäule als zentralen Bestandteil des Rückens verstehen. In den praktischen

Umsetzungen steht sowohl eine Verbesserung der Rücken- und Rumpfmuskulatur, als auch die Stabilisierung und Koordination für ein rückengerechtes Verhalten mit Hilfe von anwendbaren Übungen im Alltag im Vordergrund. Ziel ist es, dem Teilnehmer präventive Maßnahmen zur selbstständigen Anwendung nach dem Kurs zu vermitteln, um ein Risikoverhalten zu vermeiden und die physischen Gesundheitsressourcen zu erhöhen. Die Teilnehmer sollen im Laufe des Kursprogramms ihr Körpergewicht reduzieren.

1.6.2   Förderung psychosozialer Gesundheitsfaktoren

Begründung: Beim zweiten Ziel sollen sowohl kognitive, soziale, als auch emotionale Eigenschaften als Faktor für ein rückenorientiertes Gesundheitsverhalten verbessert werden. Durch eine positive Beziehung zum eigenen Körper und eine Steigerung der Selbstwirksamkeit sollen die Fähigkeiten im Umgang mit auftretenden Rückenschmerzen verbessert werden. Da psychosoziale Belastungen auch in Form von Stress Rückenschmerzen verursachen können, sollen Maßnahmen zum Stressmanagement vermittelt werden. Dadurch soll ein selbstständiger Umgang mit Stress im Alltag das Risiko auf Rückenschmerzen nach dem Kurs senken. Hierbei helfen eine verbesserte Selbstwirksamkeitserwartung, das Auseinandersetzen mit Handlungsstrategien und das Bewusstmachen von Handlungskompetenzen dem Teilnehmer, beispielsweise den Gebrauch von Schmerzmitteln bei Rückenbeschwerden zu reduzieren. Die Vermittlung von Hintergrundwissen zur Entstehung von Rückenschmerzen stärkt die eigenen Ressourcen im Umgang mit auftretenden Beschwerden. Der Kurs hilft bei der Entwicklung von Coping-Strategien für den Alltag und in der Prävention der Rückenschmerzen.

1.6.3   Förderung und Gewöhnung an körperliche Aktivität

Begründung: Durch eine regelmäßige Durchführung und Förderung von körperlicher Aktivität, wird die Maßnahme dem Titel einer zukunftsorientierten Präventionsmaßnahme gerecht. Mit Hilfe von individuellen Zielformulierungen sollen Perspektiven für eine gesunde Zukunft geschaffen werden. Dabei soll ein Barrieremanagement Schwierigkeiten in der Umsetzung verhindern. Mit einer Übungsdokumentation sollen körperliche Erfolge messbar und ein Reiz für eine weiterführende Durchführung geschaffen werden. Positive Bewegungserfahrungen und eine Darstellung und Testung verschiedener Bewegungsformen soll dem Teilnehmer die Möglichkeit geben, eine präventive körperliche Aktivität für die Zukunft zu finden.

2 Grobplanung des Kursprogramms

Die folgende Tabelle gibt Auskunft über die generellen Rahmenbedingungen und die Grobplanung des Kursprogramms „Mit Bewegung gesund in die Zukunft". Im Anschluss werden die Kursinhalte unter Berücksichtigung der in 1.6 formulierten Ziele und der Wirksamkeitsbelege aus 1.4 begründet.

Tabelle 3: Grobplanung des Kursprogramms (eigene Darstellung)

Kursinhalte	**I:** Vermittlung von Wissen über Anatomie und Funktionsweise des Rückens, sowie die Ursachen von Rückenschmerzen und deren Risikofaktoren **II:** Praktische Übungen für den Arbeits- und Alltag aus den Bereichen Beweglichkeit, Kraft, Ausdauer, Entspannung und Koordination **III:** Psychosoziale Inhalte zur Förderung des Gesundheitsbewusstseins und der Selbstwirksamkeitserwartung (Coping-Strategien, Barrieremanagement, Handlungskompetenzentwicklung) zur Bindung an körperliche Aktivität nach dem Kurs
Kursdauer	90 min
Kurseinheiten	10 Wochen je eine Einheit á 90 min
Zeitaufteilung	45 min Theorie- und 45 min Praxisanteil
Teilnehmeranzahl	10–15 Teilnehmer
Ressourcen	**Räumlichkeiten:** Kursraum (ruhige Lage und > 60m²) **Medien:** Flipchart, Beamer, PC, Bluetooth-Box mit Entspannungsmusik **Hilfsmittel:** Gymnastikmatten, Decken, Schulskelett, digitale Körperwaage **Teilnehmerunterlagen:** Handout, Bewegungsprotokoll (ab KE5)
Kursleiter	**Grundqualifikation:** Staatlich anerkannter handlungsbezogener Berufs- oder Studienabschluss im Fachgebiet **Zusatzqualifikationen:** - Sozialkompetenz, Selbstständigkeit, Präsentations-/Fachsprachenkompetenz, geschult im Umgang mit Diversität - fachwissenschaftliche, praktische, und übergreifende Kompetenzen - Einweisung in das durchzuführende Programm bzw. die vorgesehenen Inhalte/Verfahren (KGV-Spitzenverband, 2018, S. 54).
Kursanbieter	Fitnessstudio oder Gesundheitseinrichtung

2.1 Begründung Kursinhalt I

Ein zentraler Bestandteil des Kurses stellt die Vermittlung und Anwendung von Theorie und kognitiven Maßnahmen dar. Da die Zielgruppe vom Bildungsstand eher niedrig angesiedelt ist, sollte ein Grundwissen über die Anatomie und Funktionsweise des Rückens vermittelt werden. Wie in 1.4 dargestellt, ist die Schulung über Entstehung und Verlauf von Kreuzschmerzen eine wirksame Handlungsempfehlung. Das Verstehen der Herkunft von Rückenschmerzen und der Zusammenhänge zwischen Verhalten und Wirkung auf den Körper, hilft den Betroffenen die psychosozialen Gesundheitsfaktoren entsprechend des in 1.6.2 genannten übergeordneten Ziels zu erreichen. Im Sinne des Präventionsgedankens ist die Darstellung der Risikofaktoren als Kursinhalt notwendig, um auch nach dem Kurs eine Verhaltensänderung der Teilnehmer zu ermöglichen, möglichst bereits während des Kurses den Risikofaktor „Übergewicht" zu reduzieren.

2.2 Begründung Kursinhalt II

Die Leitlinie für nicht spezifischen Kreuzschmerz empfiehlt körperliche Bewegung zur Vermeidung und Verkürzung von Kreuzschmerzepisoden. Da die Zielgruppe aufgrund ihrer Einkommensstruktur zum Teil nicht in der Lage ist ein Training im Fitnessstudio durchzuführen, werden praktische Übungen für den Alltag vermittelt. Dies ermöglicht einerseits jedem Teilnehmer die Praxis jederzeit durchführen zu können, andererseits im Anschluss nach dem Kurs Maßnahmen für ein angepasstes Verhalten zu beherrschen. Die Übungen decken die motorischen Grundfertigkeiten ab, da jeder Teilnehmer ein, ganz auf sein Umfeld bezogenes, individuelles Handwerkszeug erhalten soll. Entsprechend der Leitlinie werden die Kursinhalte im edukativen Rahmen vermittelt.

2.3 Begründung Kursinhalt III

Dieser Kursinhalt dient der Eigenverantwortung der Teilnehmer zur Bindung an körperliche Aktivität und deren Steigerung. Die Leitlinie empfiehlt eine kognitive Verhaltenstherapie. Diese wird im Kurs genutzt, um das Gesundheitsbewusstsein zu verbessern und das Ziel entsprechend 1.6.3 im Alltag besser umzusetzen. Die Selbstwirksamkeit und ein gutes Barrieremanagement sind die Grundlage, um die Teilnehmer langfristig an Bewegung im Alltag nach dem Kurs zu gewöhnen und Rückenschmerzen zu vermeiden. Hierdurch wird ebenfalls die Volition der Teilnehmer gesteigert.

3 Detailplanung des Kursprogramms

Tabelle 4: Detailplanung des Kursprogramms Kurseinheit 1 (eigene Darstellung)

Woche/ Kurseinheit	Hauptthema der Kurseinheit	Lernziele/-inhalte Theorie	Lernziele/-inhalte Praxis	Umsetzungsaspekte
1/ KE1	Hinführen zum Thema des Kurses und Kennenlernen der Teilnehmer	**Lernziele:** Die Teilnehmer sollen: - sich untereinander kennenlernen - den Kursleiter kennenlernen und Vertrauen aufbauen - den Gesamtablauf des Kurses kennen - Hintergrundwissen erlangen und ihr bisheriges Verhalten reflektieren Der Kursleiter soll: - die Teilnehmer kennenlernen und Informationen sammeln - die Erwartungshaltung und Motivation der Teilnehmer kennen - Wissensstand der Teilnehmer kennen **Lerninhalte:** - Kennenlernspiel - Kurzvortrag Kursinhalte - offene Gesprächsrunde mit Erfahrungen und Wissen zum Thema - Wünsche, Erwartungen, Motivationen an einer Flipchart sammeln - Fragen und Feedback zum Kurs	**Lernziele:** Die Teilnehmer sollen: - gemeinsame Bewegungserfahrung sammeln - den Kursraum kennenlernen und die eigene Wahrnehmung verbessern - 2 Übungen zur Stärkung der Rumpfmuskulatur erlernen - eine Übung zur Entspannung kennenlernen Der Kursleiter soll: - die körperlichen Fähigkeiten der Teilnehmer für zukünftige Kurseinheiten und Übungen einordnen können **Lerninhalte:** - Aufwärmen mit Bewegung durch Kennenlernspiel im Raum - Durchführung von 2 Übungen zur Stärkung der Rumpfmuskulatur - Körperreise geführt durch den Kursleiter	**Organisationsform:** - Gruppengespräch (offene Runde) - VENÜ (Vormachen, Erklären, Nachmachen, Üben) der Übungen mit dem Kursleiter - Gruppenarbeit und Präsentation am Flipchart - Brainstorming - Vortrag mit Beamer **Medien:** - Flipchart - Bluetooth-Box mit Entspannungsmusik - Beamer - PC - Handout mit den Übungen **Hilfsmittel:** - Gymnastikmatten - Decken - Digitale Körperwaage

Tabelle 5: Detailplanung des Kursprogramms Kurseinheit 2 (eigene Darstellung)

Woche/ Kurseinheit	Hauptthema der Kurseinheit	Lernziele-/inhalte Theorie	Lernziele-/inhalte Praxis	Umsetzungsaspekte
2/ KE2	Anatomie der Wirbelsäule und Bewegungsabläufe	**Lernziele:** Die Teilnehmer sollen: - den Aufbau der Wirbelsäule kennen - die Bewegungsrichtungen der Wirbelsäule kennenlernen - die Bewegungsrichtungen Alltagssituationen übertragen können **Lerninhalte:** - Wiederholung der letzten Stunde und offene Gesprächsrunde zu neuen Erfahrungen oder Änderungen im Verhalten - Präsentation der Bewegungsrichtungen am Schulskelett - Bewegungsmöglichkeiten der Wirbelsäule darstellen und Beispiele im Alltag sammeln - Fragen und Feedback zur Stunde	**Lernziele:** Die Teilnehmer sollen: - die korrekte Ausführung in den verschiedenen Bewegungsrichtungen der Wirbelsäule mit möglichst großer Bewegungsamplitude durchführen können - Sicherheit bei den Übungen aus 1/ KE 1 bekommen - 2 neue Übungen zur Stärkung der Rumpfmuskulatur kennenlernen - eine weitere Entspannungsübung kennenlernen **Lerninhalte:** - Aufwärmen mit Bewegung - Wiederholung der Übungen aus 1/ KE1 (Anleitung) - Durchführung von 2 neuen Übungen zur Stärkung der Rumpfmuskulatur - Traumreise geführt durch den Kursleiter	**Organisationsform:** - Gruppengespräch (offene Runde) - VENÜ (Vormachen, Erklären, Nachmachen, Üben) der Übungen mit dem Kursleiter - Wiederholung am Flipchart - Präsentation der Anatomie am Skelett **Medien:** - Flipchart - Bluetooth-Box mit Entspannungsmusik - Handout mit den Übungen **Hilfsmittel:** - Gymnastikmatten - Decken - Schulskelett

Tabelle 6: Detailplanung des Kursprogramms Kurseinheit 3 (eigene Darstellung)

Woche/ Kurseinheit	Hauptthema der Kurseinheit	Lernziele/-inhalte Theorie	Lernziele/-inhalte Praxis	Umsetzungsaspekte
3/ KE3	Ursachen und Risikofaktoren von Rückenschmerzen – Maßnahmenableitung	**Lernziele:** Die Teilnehmer sollen: - die Ursachen von Rückenschmerzen kennen - Die Hauptmuskelgruppen und ihre Funktion/Bedeutung für die Rückengesundheit verstehen - sich die Einschränkung durch Rückenschmerzen bewusst machen **Lerninhalte:** - Wiederholung der letzten Stunde und offene Gesprächsrunde zu neuen Erfahrungen oder Änderungen im Verhalten - Vortrag über Hauptmuskelgruppen (Anatomie und Funktion) und deren Bedeutung für die Rückengesundheit - Gruppenarbeit und Präsentation am Flipchart zu den Ursachen und Einschränkungen von Rückenschmerzen - Fragen und Feedback zur Stunde	**Lernziele:** Die Teilnehmer sollen: - Übungen aus 1 /KE1 Kurseinheiten selbstständig durchführen können - Sicherheit bei den Übungen aus 2/ KE 2 bekommen - Das Zusammenspiel der Muskulatur anhand von Dehnübungen kennenlernen - eine weitere Entspannungsübung kennenlernen **Lerninhalte:** - Aufwärmen mit Bewegung - Wiederholung der Übungen aus 1/ KE1 (selbstständig) und 2/ KE2 (unter Anleitung) - Durchführung von 2 Dehnübungen zur Beweglichkeit der Hauptmuskelgruppen - PMR geführt durch den Kursleiter	**Organisationsform:** - Gruppengespräch (offene Runde) - VENÜ (Vormachen, Erklären, Nachmachen, Üben) der Übungen mit dem Kursleiter - Gruppenarbeit am Flipchart - Vortrag am PC mit Beamer und Schulskelett **Medien:** - Flipchart - Bluetooth-Box mit Entspannungsmusik - Handout mit den Übungen - PC - Beamer **Hilfsmittel:** - Gymnastikmatten - Decken - Schulskelett

Tabelle 7: Detailplanung des Kursprogramms Kurseinheit 4 (eigene Darstellung)

Woche/ Kurseinheit	Hauptthema der Kurseinheit	Lernziele/-inhalte Theorie	Lernziele/-inhalte Praxis	Umsetzungsaspekte
4/ KE4	Anpassungseffekte bei Beweglichkeit, Kraft, Ausdauer, Entspannung und Koordinationstraining	**Lernziele:** Die Teilnehmer sollen: - relevante Anpassungseffekte bei Beweglichkeit, Kraft, Ausdauer, Entspannung und Koordinationstraining auf den Körper kennen - den Zusammenhang zwischen Anpassungseffekten und Rückenbeschwerden verstehen **Lerninhalte:** - Wiederholung der letzten Stunde und offene Gesprächsrunde zu neuen Erfahrungen oder Änderungen im Verhalten - Vortrag über Kraft, Ausdauer, Beweglichkeit, Entspannung, Koordination - Vortrag und Gruppenarbeit über Anpassungseffekte des Körpers mit Bezug auf Rückenschmerzen - Fragen und Feedback zur Stunde	**Lernziele:** Die Teilnehmer sollen: - Übungen aus 2 /KE2 Kurseinheiten selbstständig durchführen können - Sicherheit bei den Übungen aus 3/ KE3 bekommen - Übungen zur Verbesserung der Koordination kennenlernen - ihre Körperwahrnehmung verbessern - Eine Entspannungsübung vertiefen **Lerninhalte:** - Aufwärmen mit Bewegung und Koordination - Wiederholung der Übungen aus 2/ KE2 (selbstständig) und 3/ KE3 (unter Anleitung) - Durchführung von 2 Koordinationsübungen - Körperreise geführt durch den Kursleiter	**Organisationsform:** - Gruppengespräch (offene Runde) - VENÜ (Vormachen, Erklären, Nachmachen, Üben) der Übungen mit dem Kursleiter - Gruppenarbeit am Flipchart - Vortrag am PC mit Beamer **Medien:** - Flipchart - Bluetooth-Box mit Entspannungsmusik - Handout mit den Übungen - PC - Beamer **Hilfsmittel:** - Gymnastikmatten - Decken

Tabelle 8: Detailplanung des Kursprogramms Kurseinheit 5 (eigene Darstellung)

Woche/ Kurseinheit	Hauptthema der Kurseinheit	Lernziele/-inhalte Theorie	Lernziele/-inhalte Praxis	Umsetzungsaspekte
5/ KE5	Bedeutung der körperlichen Aktivität im Alltag und Bewegungsprotokoll	**Lernziele:** Die Teilnehmer sollen: - Die Bedeutung eines Bewegungsprotokolls kennenlernen - Ziele entwickeln und Strategien kennenlernen nen im Alltag körperlich aktiv zu sein - ihre Selbstwirksamkeit verbessern und Barrieren im Alltag bewusst machen **Lerninhalte:** - Wiederholung der letzten Stunde und offene Gesprächsrunde zu neuen Erfahrungen oder Änderungen im Verhalten - Vortrag und Einführung des Bewegungsprotokolls - Gemeinsames erarbeiten von individuellen Zielen mit der SMART Formel für den Alltag - Gesprächsrunde zu möglichen Barrieren und Schwierigkeiten bei der Umsetzung im Alltag - Fragen und Feedback zur Stunde	**Lernziele:** Die Teilnehmer sollen: - Übungen aus 3 /KE3 Kurseinheiten selbstständig durchführen können - Sicherheit bei den Übungen aus 4/ KE4 bekommen - neue Übungen zur Kräftigung speziell für den Alltag kennenlernen - Eine Entspannungsübung vertiefen **Lerninhalte:** - Aufwärmen mit Bewegung - Wiederholung der Übungen aus 3/ KE3 (selbstständig) und 4/ KE4 (unter Anleitung) - Durchführen von zwei neuen Kräftigungsübungen für den Alltag - Traumreise geführt durch den Kursleiter	**Organisationsform:** - Bewegungsprotokoll als Hausaufgabe für die kommenden Kurseinheiten - Gruppengespräch (offene Runde) - SMART-Formel - VENÜ (Vormachen, Erklären, Nachmachen, Üben) der Übungen mit dem Kursleiter **Medien:** - Flipchart - Bluetooth-Box mit Entspannungsmusik - Handout mit den Übungen **Hilfsmittel:** - Gymnastikmatten - Decken

Tabelle 9: Detailplanung des Kursprogramms Kurseinheit 6 (eigene Darstellung)

Woche/ Kurseinheit	Hauptthema der Kurseinheit	Lernziele/-inhalte Theorie	Lernziele/-inhalte Praxis	Umsetzungsaspekte
6/ KE6	Bedeutung der körperlichen Aktivität am Arbeitsplatz	**Lernziele:** Die Teilnehmer sollen: - Sicherheit im Umgang mit dem Bewegungsprotokoll erlangen - Ziele entwickeln und Strategien kennenlernen um am Arbeitsplatz körperlich aktiv zu sein - ihre Selbstwirksamkeit verbessern und Barrieren am Arbeitsplatz bewusst machen - Ihr Verhalten im Alltag reflektieren **Lerninhalte:** - Wiederholung der letzten Stunde und Austausch über Erfahrungen bei der Anwendung im Alltag aus 5/ KE5 - Besprechung des Bewegungsprotokolls und Barrieren in der Umsetzung - Gemeinsames erarbeiten von individuellen Zielen mit der SMART Formel für den Arbeitsplatz - Gesprächsrunde zu möglichen Barrieren und Schwierigkeiten bei der Umsetzung am Arbeitsplatz - Fragen und Feedback zur Stunde	**Lernziele:** Die Teilnehmer sollen: - Übungen aus 4 /KE4 Kurseinheiten selbstständig durchführen können - Sicherheit bei den Übungen aus 5/ KE5 bekommen - neue Übungen zur Kräftigung speziell für den Arbeitsplatz erlernen - Eine Entspannungsübung vertiefen **Lerninhalte:** - Aufwärmen mit Bewegung - Wiederholung der Übungen aus 4/ KE4 (selbstständig) und 5/ KE5 (unter Anleitung) - Durchführen von zwei neuen Kräftigungsübungen für den Arbeitsplatz - PMR geführt durch den Kursleiter	**Organisationsform:** - Bewegungsprotokoll als Hausaufgabe - Gruppengespräch (offene Runde) - SMART-Formel - VENÜ (Vormachen, Erklären, Nachmachen, Üben) der Übungen mit dem Kursleiter **Medien:** - Flipchart - Bluetooth-Box mit Entspannungsmusik - Handout mit den Übungen **Hilfsmittel:** - Gymnastikmatten - Decken

Tabelle 10: Detailplanung des Kursprogramms Kurseinheit 7 (eigene Darstellung)

Woche/ Kurseinheit	Hauptthema der Kurseinheit	Lernziele/-inhalte Theorie	Lernziele/-inhalte Praxis	Umsetzungsaspekte
7/ KE7	Sport- und Bewegungsmöglichkeiten während und nach dem Kurs	**Lernziele:** Die Teilnehmer sollen: - Sicherheit im Umgang mit dem Bewegungsprotokoll erlangen - Die verschiedenen Bewegungsmöglichkeiten im Ausdauerbereich und Sportanbieter kennenlernen - einen Trainings/Bewegungsplan unter Anleitung erstellen - ihre Selbstwirksamkeit verbessern - ihr Verhalten am Arbeitsplatz reflektieren - ihr Verhalten in den letzten Wochen reflektieren **Lerninhalte** - Wiederholung der letzten Stunde und Austausch über Erfahrungen bei der Anwendung im Alltag aus 6/ KE6 - Besprechung des Bewegungsprotokolls und Barrieren in der Umsetzung - Vortrag über Bewegungsformen und Sportanbieter - Trainings/Bewegungsplan erstellen anhand verschiedener Beispiele für den Alltag und die Arbeit - Reflektion in Kleingruppen über Barrieren und Hürden in den letzten Wochen und gemeinsame Erarbeitung von Gegenstrategien und - Fragen und Feedback zur Stunde	**Lernziele:** Die Teilnehmer sollen: - Übungen aus 5 /KE5 Kurseinheiten selbstständig durchführen können - Sicherheit bei den Übungen aus 6/ KE6 bekommen - Laufschule fürs rückenschonende Joggen und Walken kennenlernen - Eine Entspannungsübung vertiefen **Lerninhalte:** - Aufwärmen mit Bewegung - Wiederholung der Übungen aus 5/ KE5 (selbstständig) und 6/ KE6 (unter Anleitung) - Durchführen der Laufschule für rückenschonende Bewegungsformen - Körperreise geführt durch den Kursleiter	**Organisationsform:** Bewegungsprotokoll als Hausaufgabe - Gruppengespräch (offene Runde) - VENÜ (Vormachen, Erklären, Nachmachen, Üben) der Übungen durch die Kursteilnehmer - Wiederholung am Flipchart - Vortrag **Medien:** - Flipchart - Handout mit den Übungen - Bluetooth-Box mit Entspannungsmusik - PC - Beamer **Hilfsmittel:** - Gymnastikmatten - Decken

Tabelle 11: Detailplanung des Kursprogramms Kurseinheit 8 (eigene Darstellung)

Woche/ Kurseinheit	Hauptthema der Kurseinheit	Lernziele/-inhalte Theorie	Lernziele/-inhalte Praxis	Umsetzungsaspekte
8/ KE8	Verhaltensstrategien bei erneutem Rückenschmerz	**Lernziele:** Die Teilnehmer sollen: - Sicherheit im Umgang mit dem Bewegungsprotokoll erlangen - Verhaltensstrategien bei erneut auftretenden Rückenbeschwerden kennenlernen - ihre Selbstwirksamkeit verbessern - Ihre Ziele kontrollieren und neu entwickeln können **Lerninhalte:** - Wiederholung der letzten Stunde und offene Gesprächsrunde zu neuen Erfahrungen oder Änderungen im Verhalten - Besprechung des Bewegungsprotokolls und Barrieren in der Umsetzung - Vortrag über Verhaltensstrategien bei erneut auftretenden Rückenbeschwerden - Vortrag und Umsetzung der Zielkontrolle und erneute Anpassung von Zielen die nicht erreicht oder bereits erreicht wurden - Fragen und Feedback zur Stunde	**Lernziele:** Die Teilnehmer sollen: - Übungen aus 6 /KE6 Kurseinheiten selbstständig durchführen können - Sicherheit bei den Übungen aus 7/ KE7 bekommen statische Kraftausdauerübungen kennenlernen **Lerninhalte:** Aufwärmen mit Bewegung - Wiederholung der Übungen aus 6/ KE6 (selbstständig) und 7/ KE7 (unter Anleitung) - Durchführen von 2 Übungen zur statischen Kraftausdauer - Traumreise geführt durch den Kursleiter	**Organisationsform:** Bewegungsprotokoll als Hausaufgabe - Gruppengespräch (offene Runde) - VENÜ (Vormachen, Erklären, Nachmachen, Üben) der Übungen durch die Kursteilnehmer - Wiederholung am Flipchart - Vortrag **Medien:** - Flipchart - Handout mit den Übungen - Bluetooth-Box mit Entspannungsmusik - PC - Beamer **Hilfsmittel:** - Gymnastikmatten - Decken

Tabelle 12: Detailplanung des Kursprogramms Kurseinheit 9 (eigene Darstellung)

Woche/ Kurseinheit	Hauptthema der Kurseinheit	Lernziele/-inhalte Theorie	Lernziele/-inhalte Praxis	Umsetzungsaspekte
9/ KE9	Strategieentwicklung und Konzeptionierung zur Bindung an körperliche Aktivitäten	**Lernziele:** Die Teilnehmer sollen: - Sicherheit im Umgang mit dem Bewegungsprotokoll erlangen - Konzepte und Strategien zur Bindung an körperliche Aktivität kennenlernen - ihre Selbstwirksamkeit verbessern **Lerninhalte:** - Wiederholung der letzten Stunde und offene Gesprächsrunde zu neuen Erfahrungen oder Änderungen im Verhalten - Vortrag und Erfahrung mit Konzepten und Strategien zur Bindung an körperliche Aktivität - Besprechung des Bewegungsprotokolls und Barrieren in der Umsetzung - Gezieltes Eingehen auf Barrieren und Entwicklung von Gegenstrategien - Fragen und Feedback zur Stunde	**Lernziele:** Die Teilnehmer sollen: - Sicherheit bei den Übungen aus 8/ KE8 bekommen - alle Übungen gemäß Handout mit Hilfe durchführen können und Sicherheit gewinnen - Eine Entspannungstechnik vertiefen **Lerninhalte:** - Aufwärmen mit Bewegung - Selbstständiges Durchführen aller Übungen nach Handout mit Hilfe, Tipps und Korrekturen des Kursleiters - Wiederholung der Übungen 8/ KE8 (unter Anleitung) - PMR geführt durch den Kursleiter	**Organisationsform:** Bewegungsprotokoll als Hausaufgabe - Gruppengespräch (offene Runde) - VENÜ (Vormachen, Erklären, Nachmachen, Üben) der Übungen durch die Kursteilnehmer - Wiederholung am Flipchart - Vortrag **Medien:** - Flipchart - Handout mit den Übungen - Bluetooth-Box mit Entspannungsmusik - PC - Beamer **Hilfsmittel:** - Gymnastikmatten - Decken

Tabelle 13: Detailplanung des Kursprogramms Kurseinheit 10 (eigene Darstellung)

Woche/ Kurseinheit	Hauptthema der Kurseinheit	Lernziele/-inhalte Theorie	Lernziele/-inhalte Praxis	Umsetzungsaspekte
10/ KE10	Zusammenfassung und Wiederholung der vorherigen Stunden	**Lernziele:** - die erlernten theoretischen Inhalte, Methoden und Strategien vertiefen - ihre Selbstwirksamkeit verbessern - Bindung an körperliche Aktivität **Lerninhalte:** - Wiederholung der letzten Stunde und offene Gesprächsrunde zu neuen Erfahrungen oder Änderungen im Verhalten - Besprechung des Bewegungsprotokolls - Wiederholung der theoretischen Inhalte, Methoden und Strategien im Kurs in Gruppenarbeit - Ziele nach dem Kursende definieren - Fragen und Feedback zum Kurs	**Lernziele:** Die Teilnehmer sollen: - Ihre Körperwahrnehmung verbessern - die erlernten Übungen selbstständig durchführen können Eine Entspannungsübung vertiefen **Lerninhalte:** - Aufwärmen mit Bewegung - Selbstständiges Durchführen aller Übungen nach Handout unter Korrektur durch den Kursleiter - Körperreise geführt durch den Kursleiter	**Organisationsform:** - Gruppengespräch (offene Runde) - VENÜ (Vormachen, Erklären, Nachmachen, Üben) der Übungen durch die Kursteilnehmer - Wiederholung am Flipchart - Befragung subjektive Belastungsskala Stress (1-10) **Medien:** - Flipchart - Handout mit den Übungen - Bluetooth-Box mit Entspannungsmusik - PC - Beamer **Hilfsmittel:** - Gymnastikmatten - Decken - Digitale Körperwaage

4 Dokumentation und Evaluation des Kursprogramms

Im Folgenden werden zur Evaluation der in 1.6 erläuterten Kursziele messbare Interventionsziele abgeleitet und in einem tabellarischen Evaluationskonzept erläutert.

Tabelle 14: Evaluation des Kursprogramms (eigene Darstellung)

Übergeordnetes Kursziel	Förderung psychosozialer Gesundheitsfaktoren	Gewöhnung an körperliche Aktivität	Förderung physischer Gesundheitsfaktoren
Messbares Interventionsziel	Senken der subjektiven Stressbelastungsskala um mindestens 2 Punkte	Steigerung der körperlichen Aktivität auf mindestens 30 Minuten pro Tag	Körpergewicht um mindestens 2 kg senken
Zielindikator	Subjektive Belastungsskala in Punkten (1-10)	Körperliche Aktivität in Minuten pro Tag	Gewicht in Kilogramm
Erhebungsmethode	Befragung	Protokoll	Anthropometrie
Erhebungsinstrument	Befragung	Bewegungsprotokoll ab KE 5	Digitale Körperwaage
Messzeitpunkte (t)	t_0: Eine Woche vor Kursbeginn t_1: Ende KE 10	t_1: Beginn KE 6 t_2: Beginn KE 10	t_0: Beginn KE 1 t_2: Ende KE 10

5   Literaturverzeichnis

BKK. (2013). *BKK Gesundheitsreport 2013. Gesundheit in Bewegung Schwerpunkt Muskel- und Skeletterkrankungen* (BKK Dachverband e.V., Hrsg.), Berlin. Zugriff am 24.02.2019. Verfügbar unter https://www.bkk-dachverband.de/fileadmin/publikationen/gesundheitsreport/fruehere_gesundheitsreporte/BKK-Gesundheitsreport_2013.pdf

Bundesärztekammer (BÄK), Kassenärztliche Bundesvereinigung (KBV), Arbeitsgemeinschaft der Wissenschaftlichen Medizinischen Fachgesellschaften (AWMF). *Nationale VersorgungsLeitlinie Nicht-spezifischer Kreuzschmerz – Langfassung.* (2. Aufl., Version 1. 2017). Zugriff am 25.02.2019. Verfügbar unter https://www.leitlinien.de/mdb/downloads/nvl/kreuzschmerz/kreuzschmerz-2aufl-vers1-lang.pdf

Engeroff, T. & Füzéki, E. (2017). Sitzender Lebensstil und Gesundheit. In W. Banzer (Hrsg.), *Körperliche Aktivität und Gesundheit* (S. 77-84). Berlin: Springer. Https://doi.org/10.1007/978-3-662-50335-5_5

GKV-Spitzenverband. (2018). *Leitfaden Prävention. Handlungsfelder und Kriterien nach § 20 Abs. 2 SGB V zur Umsetzung der §§ 20, 20a und 20b SGB V vom 21. Juni 2000 in der Fassung vom 1. Oktober 2018.* Zugriff am 24.02.2019. Verfügbar unter https://gkv-spitzenverband.de/media/dokumente/presse/publikationen/Leitfaden_Pravention_2018_barrierefrei.pdf

Janke, E. Bewegungsprotokoll. Zugriff am 31.03.2019. Verfügbar unter http://www.ernaehrung-janke.de/protokolle/Bewegungsprotokoll.pdf

Knieps, F. & Pfaff, H. (Hrsg.). (2015). *Langzeiterkrankungen Zahlen, Daten, Fakten.* BKK Gesundheitsreport 2015. Berlin: MWV Medizinisch Wissenschaftliche Verlagsgesellschaft. Zugriff am 24.02.2019. Verfügbar unter http://www.bkkdachverband.de/fileadmin/publikationen/gesundheitsreport_2015/BKK_Gesundheitsreport_2015.pdf

Konföderation der deutschen Rückenschulen. (2006). *Trennschärfe*. Zugriff am 26.02.2019. Verfügbar unter http://www.kddr.de/wp-content/uploads/2011/09/Kd-dRTrennschaerfe.pdf

Krug, S., Jordan, S., Mensink, G. B. M., Müters, S., Finger, J. D. & Lampert, T. (2013). Körperliche Aktivität. Ergebnisse der Studie zur Gesundheit Erwachsener in Deutschland (*DEGS1*). *Bundesgesundheitsblatt – Gesundheitsforschung – Gesundheitsschutz, 56 (5/6)*, 765-771. https://doi.org/10.1007/s00103-012-1661-6

Raspe, H. (2012). Rückenschmerzen. (*Gesundheitsberichterstattung des Bundes, Heft 53*). Berlin: Robert Koch-Institut. Zugriff am 2.11.2016. Verfügbar unter https://www.rki.de/DE/Content/Gesundheitsmonitoring/Gesundheitsberichterstattung/GBE-DownloadsT/rueckenschmerzen.pdf?__blob=publicationFile

Robert Koch-Institut. (2015). *Gesundheit in Deutschland*. (Gesundheitsberichterstattung des Bundes. Gemeinsam getragen von RKI und Destatis). Berlin: Robert KochInstitut. Zugriff am 24.02.2019. Verfügbar unter http://www.gbebund.de/pdf/GESBER2015.pdf

Statista. (2017). *Welche Maßnahmen treffen Sie, um Ihre Rückenschmerzen zu lindern?* Zugriff am 24.02.2019. Verfügbar unter https://de.statista.com/statistik/daten/studie/668078/umfrage/umfrage-zum-umgang-mit-rueckenschmerzen-in-deutschland-nach-alter/

6   Tabellenverzeichnis

Tabelle 1: Wissenschaftlicher Nachweis als Handlungsempfehlung zur Prävention von Rückenschmerzen (eigene Darstellung, modifiziert nach BÄK, KBV, AWMF, 2017).....5

Tabelle 2: Eigenschaften der Zielgruppe zur Präventionsmaßnahme..............................6

Tabelle 3: Grobplanung des Kursprogramms...8

Tabelle 4: Detailplanung des Kursprogramms Kurseinheit 1 (eigene Darstellung)........10

Tabelle 5: Detailplanung des Kursprogramms Kurseinheit 2 (eigene Darstellung)........11

Tabelle 6: Detailplanung des Kursprogramms Kurseinheit 3 (eigene Darstellung)........12

Tabelle 7: Detailplanung des Kursprogramms Kurseinheit 4 (eigene Darstellung)........13

Tabelle 8: Detailplanung des Kursprogramms Kurseinheit 5 (eigene Darstellung)........14

Tabelle 9: Detailplanung des Kursprogramms Kurseinheit 6 (eigene Darstellung)........15

Tabelle 10: Detailplanung des Kursprogramms Kurseinheit 7 (eigene Darstellung)......16

Tabelle 11: Detailplanung des Kursprogramms Kurseinheit 8 (eigene Darstellung)......17

Tabelle 12: Detailplanung des Kursprogramms Kurseinheit 9 (eigene Darstellung)......18

Tabelle 13: Detailplanung des Kursprogramms Kurseinheit 10 (eigene Darstellung)....19

Tabelle 14: Evaluation des Kursprogramms (eigene Darstellung)..................................20

7 Anhang

ANHANG 1 - BEWEGUNGSPROTOKOLL...25

Anhang 1 – Bewegungsprotokoll

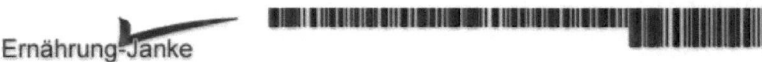

Ernährung-Janke

Bewegungsprotokoll

In welcher Art habe ich mich heute bewegt?

Tag/ Datum	Uhrzeit	Beschreiben	Wie lange

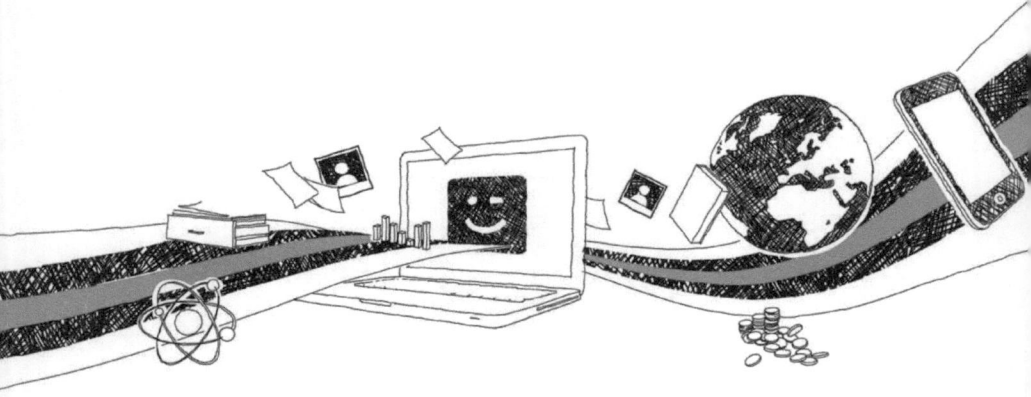
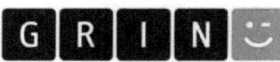